GUÉRISON

DES

SCROFULES,

DE LA

CARIE DES OS,

ET DES

DARTRES LYMPHATIQUES,

**Au moyen du Carbonate de Baryte et après que
tous les Traitements ont échoué;**

PAR

CHAPONNIER,

Médecin de la Faculté et Professeur, etc.

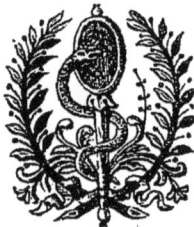

A PARIS,

CHEZ L'AUTEUR, RUE HAUTEVILLE, 57,

ET CHEZ LES PRINCIPAUX LIBRAIRES.

GUÉRISON

DES

SCROFULES, DE LA CARIE DES OS,

Des dartres Lymphatiques,

AU MOYEN DU CARBONATE DE BARYTE,

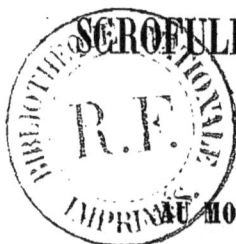

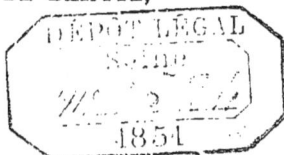

De toutes les maladies qui affectent l'espèce humaine, une des plus cruelles est l'affection *scrofuleuse*, plus connue sous les noms d'*écrouelles* ou d'*humeurs froides*, mais qu'on devrait nommer *maladies lymphatiques*, puisque c'est la lymphe qui prédomine.

Cette affection commençant, le plus souvent, dès l'enfance, et portant ses ravages principalement au visage et au cou, défigure, d'une manière repoussante, ceux qui en sont atteints, et leur laisse, pour la vie, des traces ineffaçables ou des infirmités incurables, quand, toutefois, les désordres ne sont pas assez grands pour occasionner la mort du sujet.

Le tempérament lymphatique, auquel on peut donner

1851

le nom de tempérament *scrofuleux*, est éminemment
prédisposé au développement de cette affection, et si
l'on voit les scrofules se montrer sur des sujets qui ont
l'aspect d'un autre tempérament, c'est qu'alors la maladie a été *acquise*, ou bien qu'elle est *locale*.

Tout individu lymphatique peut donc devenir scrofuleux, et cette coïncidence présente les caractères sui-
vants :

La tête est plus volumineuse que dans l'état ordinaire;
quelques enfants sont gais, ont des réparties spirituelles
et beaucoup de raison, mais un bien plus grand nombre
est stupide. Ils sont remarquables par la blancheur mate
et la finesse de leur peau, et par une bouffissure, qu'au
premier aspect on pourrait prendre pour de l'embon-
point, mais leur chair est très-molle.

Leur chevelure est ordinairement blonde, ou châtain-
clair; leur visage est plein; leurs joues ont une couleur
rosée; leurs yeux sont saillants, bleus, humides et ter-
nes, et les pupiles en sont habituellement dilatées; leurs
lèvres sont grosses, principalement la lèvre supérieure;
leurs dents sont d'un blanc de lait, mais elles s'écaillent
facilement, se noircissent, se carient et tombent avant
l'âge. Leur haleine est ordinairement aigre ou fétide;
ils ont la poitrine étroite et aplatie, les épaules voûtées,
le ventre gros et les membres grêles.

Adolescents, ils ont, en général, plus d'imagination
que de jugement; ils effleurent tout sans rien approfon-

dir, et souvent l'incapacité la plus absolue est leur par-
tage dans l'âge viril.

Lorsqu'un sujet présente l'organisation que je viens de
décrire, il ne doit pas être considéré comme scrofuleux,
mais comme éminemment disposé à le devenir ; les parents
doivent donc redoubler d'attention afin de pouvoir faire
traiter leurs enfants dès que l'affection scrofuleuse s'an-
noncera par les symptômes que je vais indiquer :

Quand les maladies lymphatiques commencent à se
développer, les enfants éprouvent diverses indispositions
particulières, telles que : formation des acides dans l'es-
tomac, qui procure des aigreurs et la perte de l'appétit ;
des accès de fièvre, un état d'anxiété et des mouvements
spasmodiques, dont la cause ne peut être rapportée qu'à
des engorgements occultes ; souvent les médecins se
trompent sur la nature de ces indispositions, et, pour
les combattre, prescrivent des délayants, tandis que les
toniques seuls sont nécessaires.

Bientôt les glandes du cou s'engorgent, ainsi que celles
qui sont situées derrière les oreilles, aux aînes, aux
aisselles. C'est plus spécialement dans l'âge adulte que
l'on voit les glandes du pli du jarret, du coude, du poi-
gnet, s'engorger ; c'est aussi à cet âge que l'on voit souvent paraître des tumeurs froides au dos, sur la partie
convexe des mains et des pieds.

Les tumeurs que forment ces glandes sont mobiles
sous la peau, et n'occasionnent, dans les commence-

ments, ni douleur, ni rougeur, ni chaleur, ce qui leur
a fait donner le nom d'*humeurs froides*.

Cet état indolent dure plus ou moins longtemps; mais,
ordinairement vers le printemps, ces glandes engorgées
augmentent de volume, et deviennent adhérentes à la
peau. Il survient souvent à cette époque (aux ailes du
nez et à la lèvre supérieure) des gerçures, d'où s'écoule
un liquide jaunâtre, qui se sèche en croûte sur la partie.
Bientôt ces tumeurs s'amollissent vers leur centre; la
peau qui les recouvre devient bleue, pourpre, d'un rose
pâle, puis blanchit, se perce d'un ou plusieurs trous, et
laisse couler une humeur séreuse qui ressemble à du
blanc d'œuf, ou à du lait caillé. Il survient, à la suite de
ces ouvertures, des ulcères de formes irrégulières, qui,
au lieu de se cicatriser, s'étendent de plus en plus, jus-
qu'à ce que la glande, qui est en suppuration, soit entièrement détruite. Alors il se forme une cicatrice iné-
gale, raboteuse et ridée, qui laisse, pour la vie, des traces
évidentes de l'affection scrofuleuse.

Ces effets ne se bornent pas toujours aux glandes sous-
cutanées, les viscères et les os en sont souvent affectés :
ce qui cause la *phthisie tuberculeuse*, le *carreau*, la *carie
des vertèbres*, les *tumeurs blanches des articulations*, etc.
Chez quelques sujets, les os se ramollissent et produisent
le *rachitis*, d'où résulte la courbure de la colonne ver-
tébrale, et la difformité des bossus. Chez d'autres, la
maladie ne se montre qu'à la peau et y produit des
dartres lymphatiques.

Quelquefois l'affection ne porte ses ravages qu'aux yeux (ophtalmie scrofuleuse) , sans qu'aucune glande extérieure ait été engorgée.

Ces diverses anomalies , qui pourraient induire en erreur sur la cause du mal , doivent faire sentir l'utilité de bien connaître les signes généraux du *tempérament lymphatique* , afin d'opposer un traitement efficace à toutes les variétés de la maladie.

C'est principalement à l'affection des os que l'on doit porter toute son attention : ordinairement la maladie des os commence lentement, sans douleur, et ce n'est que lorsque l'os a acquis un gonflement remarquable, que l'on s'occupe du traitement.

Souvent aussi la cause paraît être une entorse, une foulure, ou simplement un coup reçu sur une partie quelconque d'un os, et alors on n'y apporte que des soins insignifiants. On doit donc, dans tous les cas, et aussitôt qu'on aperçoit la plus légère enflure, consulter un médecin qui connaisse bien les maladies lymphatiques, et surtout ne jamais débuter par appliquer sur la partie gonflée, des sangsues et des cataplasmes de farine de lin ; ces moyens suffiraient pour rendre malades des os qui ne l'étaient pas.

L'idée vulgaire, que ce mal peut se gagner, ajoute encore à l'horreur qu'il inspire, par l'éloignement que chacun montre pour celui qui est scrofuleux ; enfin, cette maladie est réputée, depuis longtemps, *incurable*, et, quoi qu'on ait vanté le *muriate d'or, l'iode, l'huile de foie de morue*, les *feuilles de noyer*, le *maron d'Inde*, et beaucoup d'autres remèdes encore, il est prouvé, sur l'expérience, que ces moyens sont infructueux.

L'Homœopathie, qui annnonce guérir tous les maux, n'a pas dû, on le pense bien, excepter les Scrofules; mais, comme cette médecine *industrielle* n'a d'action que sur l'imagination, elle ne peut avoir d'inconvénient que celui de laisser aggraver la maladie, par sa marche naturelle ; tant pis alors pour les malades, ou les parents assez simples pour perdre du temps, en se confiant à l'Homœopathie.

Conduit par le désir de rendre service à l'humanité, j'ai fait, pendant huit ans, des recherches sur les traitements des *Scrofules*, et je suis parvenu à les guérir, au moyen du carbonate de Baryte.

Malgré le grand nombre de personnes que j'ai traité et celui que je traite journellement, je n'ai pas encore échoué, quoique beaucoup de ces malades ne se soient mis entre mes mains qu'après avoir, inutilement, essayé de tous les traitements.

J'administre le carbonate de Baryte, (préparé par l'union de l'hydrochlorate de baryte et du sous carbonate de soude), à doses fractionnées et graduées, depuis un décigramme, jusqu'à quatre grammes et même plus, suivant l'âge du sujet, le degré de sa maladie et l'état de ses poumons et de ses voies digestives.

En général, les enfants guérissent plus vite que les adultes et les adultes plus promptement que les vieillards.

Il faut de un à deux mois, au plus, pour apercevoir, dans l'état du malade, un changement, en mieux, signe certain de la guérison.

Comme en médecine les faits sont les meilleures preuves à donner, je vais indiquer les noms de plusieurs personnes guéries par l'emploi du carbonate de Baryte.

Toutes les fois que des guérisons sont annoncées sans que les noms et les adresses soient donnés, on doit n'y avoir aucune confiance; aussi, dans les éditions de mon mémoire sur les Scrofules (dont cette brochure n'est qu'un extrait), j'ai donné les adresses de toutes les personnes citées; mais le grand nombre de visiteurs, souvent indiscrets, ayant été incommode, on m'a prié de ne plus faire imprimer l'indication de la demeure; j'ai donc cru devoir m'en abstenir, me réservant d'indiquer *les adresses*, à ceux qui m'en feront la demande, mais d'a-- près leurs maladies.

Si je publie un si petit nombre de guérisons, c'est que je ne donne jamais le nom d'une personne sans son consentement, ou celui de ses parents.

Les malades que je cite, ne se sont, ou n'ont été con- fiés à mes soins, qu'après avoir essayé, *en vain*, tous les moyens prescrits par la médecine, et ceux conseillés par les bonnes femmes.

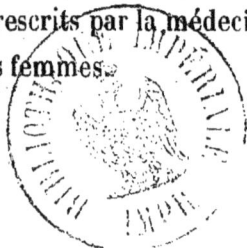

NOMS DE PERSONNES GUÉRIES PAR L'EMPLOI

DU CARBONATE DE BARYTE.

N° 1. M. RICHER : *carreau ; carie ulcérée de deux doigts de la main gauche, des os du même bras, du pied et de la jambe gauche; ulcère profond au creux du jarret de la même jambe.*

2. M. CHAMBAULT : *engorgements des glandes sous-maxillaires; carie ulcérée des os du coude gauche.* Tous les premiers médecins des hopitaux de Paris l'avaient déclaré incurable , et qu'il fallait lui amputer le bras.

3. Le fils de M. LE COMTE DE RECACHO, ex-ministre de la police, en Espagne : *Engorgement des glandes du cou et carie des vertèbres, avec golbonte, paralysie des membres inférieurs et fièvre continuelle.*

4. Mlle. GREMILLET : *ulcère occupant la face externe de la jambe gauche, depuis le genou , jusqu'à la cheville , suite d'une dartre lymphatique.*

5. Mlle. LEBLOND : *carie ulcérée des os de la main gauche et carie ulcérée des os du pied droit.*

6. Mlle. BROSSE : *carie fistuleuse des os du pied gauche.*

7. Le fils de M. CUROT : *engorgement des glandes du cou ; carie ulcérée de l'articulation du coude*

gauche; *deux ulcères sur la main correspondante*, *et cinq ulcères sur l'avant-bras droit.*

Ulcère à la jambe gauche, *depuis le mollet jus-qu'au talon.*

Carie fistuleuse de l'articulation du pied droit.

Dartre lymphatique croûteuse, *sur le sommet de la tête.*

8. La fille de **M. Fine** : *inflammation chronique des deux yeux et engorgement des glandes du cou.*

9. Le fils aîné de **M. Renaud**: *carie fistuleuse et ulcérée des os du pied droit; spina ventosa du petit doigt de la main gauche*, *et carie ulcérée de la partie antérieure du cubitus du bras droit.*

10. Le fils de **M. Renaud**, jeune: *exostose du tibia de la jambe gauche*, *avec trajet fistuleux et ulcère croû-teux.*

11. **M. Labru**: *carie ulcérée des os du pied droit; tumeur blanche du genou gauche*, *et carie fistuleuse de l'humérus du bras droit.*

12. **M. Lesueur**: *ulcération des narines et de la lèvre supérieure; engorgement des glandes du cou et carie ulcérée de la partie inférieure du tibia de la jambe droite.*

13. **M. Sauvageau**: *carie fistuleuse des os de la main droite.*

14. **Mlle. Frémont** : *inflammation des deux yeux et engorgement ulcéré des glandes du cou.*

15. **M. Dufrenos** : *engorgement ulcéré des glandes du cou; carie ulcérée de l'articulation du bras droit et carie ulcérée de la partie inférieure et interne de l'humérus du bras gauche.*

16. **M. Michon** : *dartre lymphatique, occupant la moitié gauche du visage.*

17. **Mlle. Augier** : *carie fistuleuse des os du pouce du pied gauche ; carie du premier os du métatarse du même pied ; carie de la partie inférieure du tibia de la jambe droite ; carie ulcérée des os de la main droite, et carie du coude gauche.*

De plus : *ulcération des glandes sous-maxillaires, et carie fistuleuse de l'os de la pommette gauche, à la partie qui forme le bord de l'orbite.*

18. **Mlle. Watrigant** : *carie fistuleuse du coude gauche, carie ulcérée des os de la main gauche, et du doigt du milieu de la même main ; carie du bord de l'orbite de l'œil droit; carie de l'os de la machoire inférieure, qui est à moitié détruit; carie fistuleuse de la téte de l'humérus droit, et du coude du même bras; carie ulcérée du cubitus droit, à sa partie inférieure, ainsi que du premier os du métacarpe, et des os du doigt annulaire; fièvre, marasme, dévoiement;* déclarée *incurable* par tous les Chirurgiens des hôpitaux de Paris.

19. M. Hue; *engorgement des glandes sous-maxillaires et des glandes du creux de l'aisselle, de chaque côté.*

20. Mlle. Élisa Duval : *engorgement des glandes du cou et inflammation des yeux, depuis 8 ans.*

21. M. Charles André : *dartre lymphatique occupant tout le tour de la bouche.*

22. M. Guerrier : *engorgement des glandes de la partie latérale gauche de la mâchoire et du cou.*

23. Mlle. Leportier : *inflammation chronique des deux yeux, et dartre croûteuse, occupant toute la partie gauche du cou.*

24. M. Hebrard : *ulcération du nez, et carrie ulcérée des os de la main gauche.*

25. M. Guérin : *dartre lymphatique, répendue sur tout le corps.*

26. Mlle. Dubourjal : *inflammation chronique des deux yeux, qui la prive entièrement de la vue.*

27. Mlle. Faigneau : *engorgement ulcéré des glandes du cou.*

28. Mlle. Guyot : *carie ulcérée des os de la main gauche.*

29. Me Duval du Cau : *dartre lymphatique qui*

occupe tout le bras droit et une partie du bras gauche.

30. M. Le Heureux : *inflammation chronique des deux yeux et tumeurs blanches des deux genoux.*

31. M. Lafontaine : *engorgement ulcéré de toutes les glandes sous-maxillaires droites, et de la glande parotide gauche.*

32. Mlle. Lefèvre : *carie ulcérée des os de la main gauche et carie fistuleuse de ceux de la main droite ; carie des vertèbres lombaires, avec gibbosité.*

33. M. Chanteur : *engorgement fistuleux des glandes de la partie gauche du cou.*

34. M. Vernillet : *carie ulcérée des os de la main droite.*

35. M. Robinet : *carrie fistuleuse de la partie supérieure de l'humérus droit, avec décollement considérable des muscles de l'épaule, et épanchement de pus dans l'articulation ; fièvre, dévoiement, marasme ;* déclaré : INCURABLE, et voué à une mort certaine.

36. Le fils de madame la marquise D'Ussel : *carie fistuleuse des os du coude gauche, et carie ulcérée des os de la main droite.*

37. Mlle. Simonnot : *carie ulcérée des os du pied gauche ; fièvre, amaigrissement et douleurs dans le pied malade, qui la mettent dans l'impossibilité de marcher, même avec des béquilles.*

38. M. Charpentier : *inflammation chronique des deux yeux.*

39. Mlle. Hermont : *ulcération du nez et inflammation chronique des deux yeux.*

40. M. Coldre : *engorgement croûteux du nez et de la lèvre supérieure ; gonflement de l'os maxillaire supérieure gauche et des os du nez de côté.*

41. Le fils de **M. Carré** : *tumeur blanche fistuleuse du genou ; désorganisation de la rotule et déviation du tibia sur le fémur.*

Cette cure a eu lieu sous les yeux de MM. les docteurs Auvity et Montcourrier.

42. M. Bion : *gonflement douloureux de l'articulation tibiotarsienne droite ; impossibilité de marcher.*

43. M. George : *carie fistuleuse de l'articulation de la cuisse gauche.*

44. M. Pivant Léger : *ulcère du nez et de la lèvre supérieure ; engorgement fistuleux de la glande parotide gauche et dartre lymphatique au jarret droit.*

45. Mlle. Veriot : *carie ulcérée des os du pied droit.*

46. Le fils de **M. Roiffé** : *engorgement des glandes du cou ; ulcération du nez et inflammation des deux yeux.*

47. Le fils de M. Petasse-Duval : *carie ulcérée des os des deux mains.*

48. M. Boulanger : *engorgement ulcéré des glandes du cou.*

49. M. Guillain : *engorgement ulcéré et fistuleux de toutes les glandes du cou, avec fistule salivaire de la glande parotide gauche.*

50. M. Lenfant : *engorgement ulcéré et fistuleux des glandes du cou.*

51. M. Bonnefoy : *carie ulcérée de la cheville du pied gauche et dartre croûteuse à toute la jambe droite et au haut de la cuisse du même côté.*

52. M. Chanat : *ramollissement des ongles des mains, qui sont en suppuration.*

53. M. Colin : *carie fistuleuse des os du pouce de la main droite et du petit doigt de la main gauche.*

54. M. Fleurot : *carie ulcérée et fistuleuse de la partie supérieure du fémur droit, avec gonflement douloureux de l'articulation de la même cuisse.*

55. M. Lapaille : *carie ulcérée du pouce du pied droit, et exostose de la tête du tibia de la même jambe.*

56. Le fils de M. Pion : *carie fistuleuse des os du pied droit, qui rend la marche impossible, même à l'aide de béquilles.*

57. M. Lenoir : *dartre écailleuse aux mains.*

58. M. Couvreur : *carie fistuleuse des côtes, sous l'aisselle droite,* déclaré : *incurable.*

59. M. Duez : *engorgement ulcéré et fistuleux des glandes du cou.*

60. M. Camus Léon : *carie fistuleuse des os de l'avant-bras droit.*

61. Le fils de M. Féry : *carie fistuleuse des os du métacarpe du pouce de la main droite.*

62. Le fils de M. Couder : *abcès produit par la carie des côtes, sous l'omoplate droite.*

Toutes ces guérisons, qui datent de plusieurs années, prouvent qu'il n'y a point récidive de la maladie, lorsqu'elle a été traitée par le Carbonate de Baryte ; avantage sur tous les autres traitements, qui, dès qu'on les a cessés, laissent l'affection se reproduire, quelquefois, avec plus d'intensité.

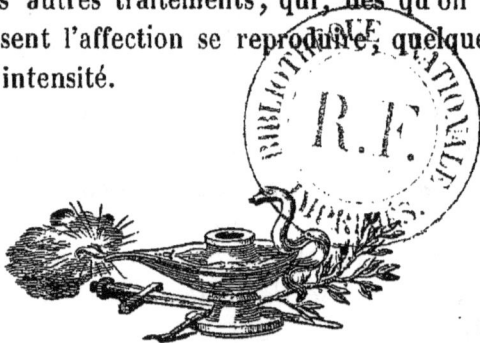

Imprimerie de Ph. CORDIER, rue du Ponceau, 24.

Quelques médecins ont avancé que mon traitement avait déjà été mis en usage et qu'il n'avait produit aucune guérison; ces médecins ont confondu, par ignorance ou par malveillance, le *Muriate de Baryte* avec le *Carbonate*; ce dernier sel n'avait été employé par personne, avant moi, contre les Scrofules; je donne donc un démenti formel à quiconque dirait le contraire, en le mettant au défi de pouvoir le prouver.

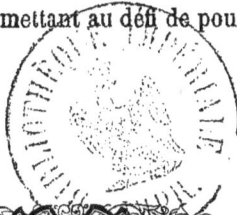

Imprimerie de Ph. Cordier, rue du Ponceau, 24.

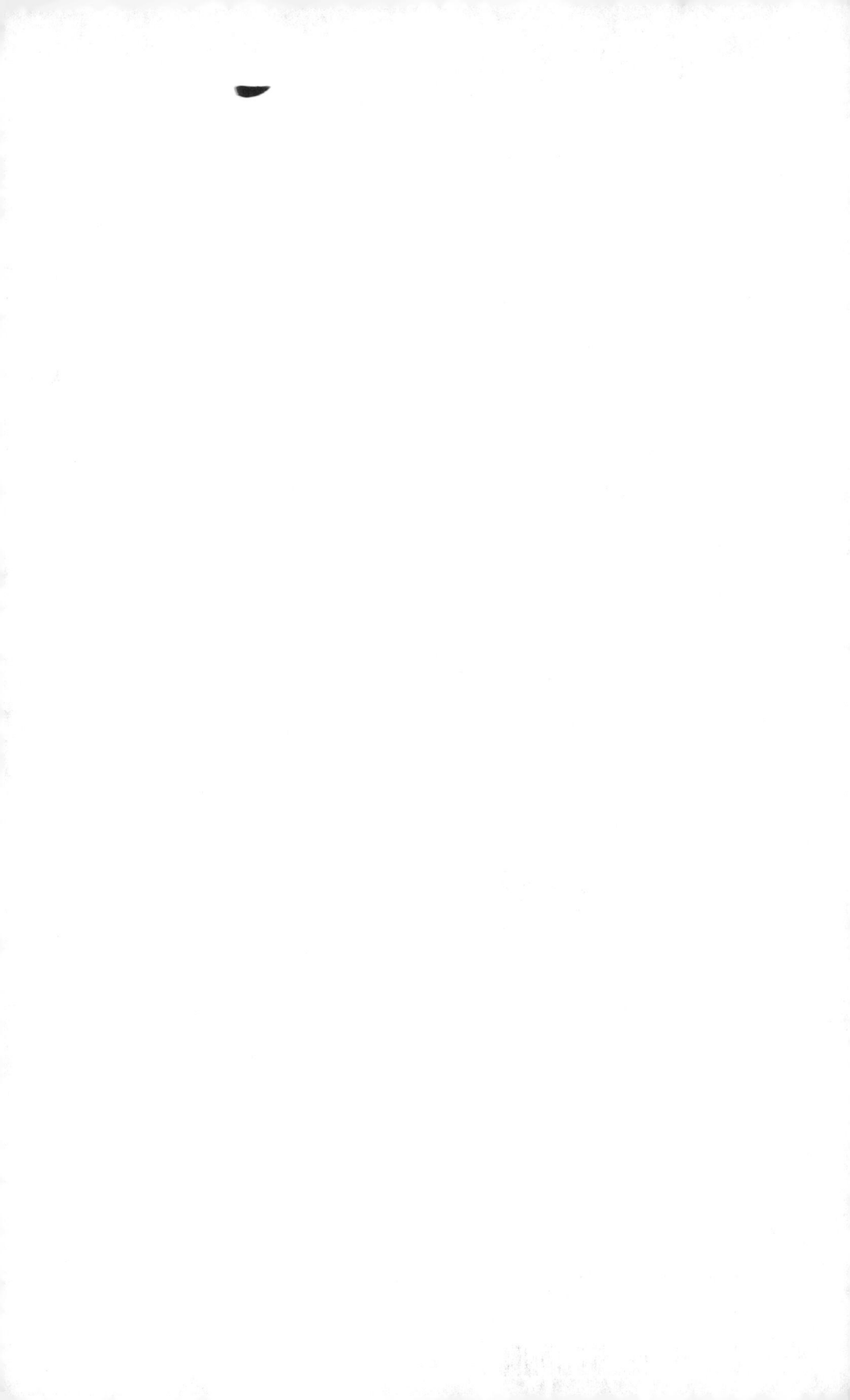